Yo No Me Se Rendir

Afortunada De Vivir Con Diabetes Tipo 1:
Mi Historia

Caridad Cachupin

Aviso de Copyright

Copyright © 2026, Caridad Cachupin

Todos los derechos reservados. Ninguna parte de esta publicación puede ser copiada, reproducida, publicada, traducida, almacenada ni transmitida de ninguna forma ni por ningún medio—ya sea electrónico, mecánico, digital o de otro tipo—sin el permiso previo por escrito del editor.

Este libro es el resultado de dedicación, creatividad y horas incalculables de esfuerzo. Cualquier semejanza con personas reales, vivas o muertas, es puramente coincidencial—o tal vez simplemente el universo divirtiéndose un poco.

Publicado por Kinetic Digital Publishers

www.kineticdigitalpublishers.com

Para permisos, consultas o cualquier otra correspondencia, por favor visite nuestro sitio web.

Este libro es la versión traducida de una obra en inglés.

Paperback ISBN:979-8-90235-071-2

Hardcover ISBN: 979-8-90235-072-9

eBook ISBN: 979-8-90235-070-5

LCCN: 2026903523

DEDICATORIA

Me gustaría dedicar este libro a lo más valioso que tiene una madre, mis hijos Brian y Kevin y a mi esposo y compañero de vida. También a mis adorados padres que siempre me protegen desde el cielo. Del mismo modo, mis alumnos son una gran fuente de inspiración y energía positiva en mi vida.

TABLA DE CONTENIDOS

Introducción 3

Capítulo 1 .... **4**
   La Sorpresa 4

Capítulo 2 .... **9**
   Luna De Miel 9

Capítulo 3 .... **13**
   Tu Salud Mental 13

Capítulo 4 .... **18**
   Tu Alimentación 18

Capítulo 5 .... **24**
   Actividad Fisica 24

Reflexión 31

El día es hoy, vívelo intensamente. El mañana es incierto. Disfruta cada segundo como si fuera el último. No te preocupes por el futuro. Inevitablemente sucederá lo que tengas predestinado. Nada va a evitar que escapes de tu destino.

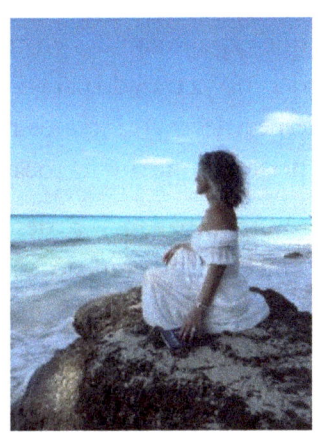

Habran muchas cosas que incorporaras a tu vida y esta bien asi porque cada dia sera único e irrepetible. Ser diabetico no te permite descanso, tu mente siempre estara ocupada contando carbohidratos, atendiendo a tus constantes altos y bajos de azúcar entre otras cosas más. Lo que para otros pudiera ser un dia de rutina normal, no lo sera para ti asi que tendrás que acostumbrarte a no aburrirte nunca. Los dulces nunca van a ser para consentirnos despues de un dia ajitado. Estos vas a tenerlos siempre disponibles pero no para cuando se te antoje sino para cuando los necesites. Ellos realmente podrian ayudarte a salir de un momento no tan agradable. Cadan noche de sueño y descanso hace replantearte que pudiste hacer mejor para no repetir los errores del dia anterior. Tu alarma te despertará en medio de la noche que más que molestarnos agradecemos la enorme bendicion de tener un angel guardian cuidandonos las espaldas.

Este Preciado liquido llamado insulina te va a salvar la vida muchísimas veces pero a su ves pudiera ser tu herramienta mas peligrosa. Muchas veces te sentiras en un abismo al que tendras que peliarle una y otra ves que no es tu momento que quedan muchísimas batallas por ganar y mostrarle a todos que rendirte no es una de tus opciones. Este agridulce sentimiento de tener tu vida en tus manos es una de los más abrumadores sensaciones que experimentaras en tu vida. Aprender a como desafiar este destino ya trazado para ti te hara mas fuerte cada dia. Somos muy especiales y atezoramos momentos que solo lo entendemos las personas que nos ha tocado vivir esta realidad.

Acompañame a desenredar esta madeja paradójica que muchos pudieran no entender pero que es una realidad para millones de personas alrededor del mundo.

.

Introducción

Ustedes pensarán quién puede sentirse afortunado de padecer una enfermedad así. Esa persona lo que está es loca. Solo quiero hacerles reflexionar para que entiendan que no todas las personas pueden contar su historia y ya esos son puntos a mi favor. Cada día es un regalo de Dios, aunque la mayoría de las veces no lo veamos así. Me siento una persona afortunada porque, a pesar de las dificultades que enfrento cada día, estoy aquí viva para mirar el sol salir cada mañana, ver crecer a mis hijos y agradecerle a Dios por cada segundo de vida. Muchas veces pensamos por qué a mí, pero no pensamos que pudiera haber sido peor.

Todas y cada una de las cosas que me han sucedido en mi vida, sean buenas o malas, he aprendido a verles el lado positivo. Esto me ha ayudado a ver la vida desde otro punto de vista y me ha hecho sentir mejor. Me han pasado muchas cosas que yo considero no merecía, pero estas, a su vez, me enseñaron que yo era más fuerte de lo que creía. Recuerda que Dios te quitará personas o cosas para tu protección, pero dejará otras muchas más para tu formación. Las cosas que se vayan, déjalas ir, y las que se quedan, déjalas ser, aunque estas no sean de tu agrado. Espero poder ayudarte a cambiar esos pensamientos negativos que te ayudarán a enfrentar la vida con una actitud diferente.

Algo muy positivo que agradezco de la educación que tuve desde niña es ser una persona muy disciplinada en todos los sentidos de mi vida. Como a todos, me gusta disfrutar de los placeres de la vida, pero aprendí que todas las cosas tienen que ser con medida porque ningún exceso es bueno.

Capítulo 1

La Sorpresa

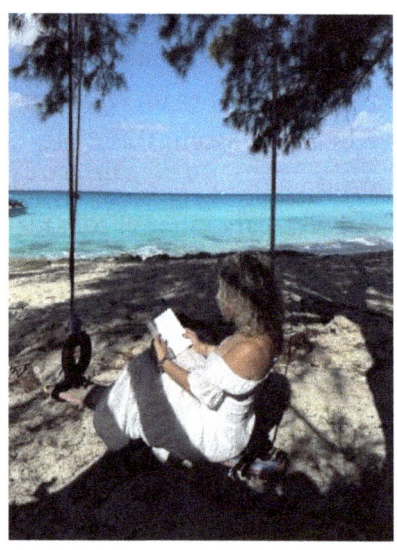

Mi vida trascurría como la de cualquier persona común y corriente. Como era de costumbre, seguía mi rutina de alimentación y ejercicios porque siempre me ha gustado verme y sentirme bien. Cuidaba muy bien de las horas de sueño y siempre traté de alejarme de las cosas que me hicieran daño. Cada año, cuando me hacía mi exámen anual, el doctor me decía que siguiera haciendo lo que hacía porque estaba de 15 a pesar de tener más de 40. Esto me motivaba a continuar el estilo de vida saludable al que estoy acostumbrada a seguir. Mi rutina de ejercicios era bien intensa, pero notaba que a pesar de trabajar duro con mis músculos no crecían lo suficiente como deberían para estar haciendo crossfit, pero no le daba mucha importancia a pesar de pensarlo porque no me gusta verme musculosa.

Todo transcurría bien, no había nada de qué quejarse. Cada verano me hago mi chequeo anual y como siempre daba bien, hasta pensé en no hacérmelo ese año, pero en las mañanas por dos o tres días al levantarme sentía unos mareos que pasaban al transcurrir el día. Nunca pensé nada malo, solo creía que me había excedido en algún ejercicio de peso y la cervical se lo estaba sintiendo. Nunca por mi mente pasó que pudiera ser algo más. Yo decía: ya va a pasar, solo voy a disminuir el peso en algunos de mis ejercicios. Así pasaron los días y hasta me sentí mejor y pensé: problema resuelto. La próxima semana se repitieron los mareos y hasta sentía que algo diferente estaba sucediendo dentro de mi cuerpo, era la sensación de una manada de caballos trotando dentro de mí. Cambié mi idea y decidí hacerme el chequeo anual. Para mi sorpresa me dice el doctor: tienes la azúcar alterada, y pensé: eso fue que me hice los análisis al siguiente día de volver de un crucero, que sabemos que usualmente se come bastante más de lo normal.

El doctor me comentó que me mandaba píldoras para bajar los niveles de azúcar en sangre y listo. Eso no me convenció porque nunca me ha gustado tomar medicinas, usualmente todos mis malestares los resolvía con los ejercicios, y pensé: voy a buscar un especialista, y eso hice. Si hubiera hecho caso al primer doctor que me indicó píldoras hubiera sido un total fracaso que solamente iba a afectar mi cuerpo aún más, así que busqué una segunda opinión. Empecé a investigar cuál sería el mejor endocrino de Miami. Terminé encontrando un equipo de endocrinos en el Centro de Investigación de la Universidad de Miami Lenar Fundación que fueron muy especiales conmigo y comenzó la investigación.

Cuando los doctores me comentaron que efectivamente uno de los anticuerpos de la diabetes estaba alterado no podía creerlo. ¿Cuántas preguntas vinieron a mi mente? ¿Por qué ha sucedido esto? ¿Qué hice mal si todo lo que hago es llevar una vida saludable? ¿De qué me ha servido todo lo que he hecho por años? Absolutamente no podía haber tomado pastillas porque no lo requiere la diabetes tipo uno, hasta me alegré al no haber escuchado la primera opinión médica. Aun así, todavía continuaba creyendo que de alguna forma iba a poder curar mi enfermedad.

Aquí comenzó mi búsqueda de explicaciones que les quiero compartir. Me dicen los doctores en ese momento que este tipo de diabetes tipo 1 es mayormente hereditario, contrariamente de ahora que dicen que no, que es provocado por un estrés muy fuerte que hace que el gen de la diabetes que todos tenemos dentro, así como el del cáncer y otras enfermedades, se active. Mis preguntas e inquietudes continuaron. ¿De dónde salió si ninguno de mis padres tuvo diabetes, ni siquiera yo la tuve durante mis dos embarazos? Este tipo de diabetes se desarrolla en niños fundamentalmente, no en adultos como yo. A mi edad pudiera padecer de diabetes tipo 2 debido a la mala alimentación, sobrepeso, etc., pero no es mi caso. Como siempre queriendo saberlo todo, comencé a investigar más mis antepasados. ¿De mis dos abuelos paternos ambos habían muerto a una avanzada edad de otras enfermedades no relacionadas con la diabetes y mis abuelos maternos, mi abuela murió de 86 años de otras razones ajenas a la diabetes y mi abuelo? ¿Qué sucedió aquí con mi abuelo paterno que nunca ni una foto de él vi? ¿Qué pasó con papito, que así era como mi madre lo llamaba?

Papito murió cuando mi madre tenía 11 años. Mi abuela la crió sola y como hace años atrás no era muy común estarse retratando, así pensé que esa es la razón por la que nunca ni una foto de él vi. Además, mi madre tenía muy pocas memorias de él porque a los 11 años no hay mucho de lo que podamos recordar. Me contaba mi madre que papito había muerto porque se había caído de sus pies y se dio un mal golpe en la cabeza y esa fue su causa de muerte. No hubo resultados de autopsia ni ninguna sospecha de que alguna otra cosa le hubiera sucedido a papito.

Yo comienzo a sacar mis propias conclusiones: a papito le dio o una hipoglicemia o una hiperglicemia, ambas dos son mortales. Como no sabían que padecían de ninguna enfermedad, esta fue la conclusión que dieron a su repentina muerte: se golpeó en un mal lugar de la cabeza. Al nadie saber lo que sucedía no hubo intervención médica y así se le acabó la vida a papito.

Bingo, yo creo que por aquí es por donde le entra el agua al coco. La genética no falla, no importa lo que hagas; si tu cuerpo está genéticamente predispuesto a una enfermedad, esa simplemente te va a dar. Tampoco de nada sirve que culpes a tu familiar porque este también lo heredó de alguien más. Nadie tiene la culpa, simplemente es lo que te toca vivir te guste o no.

Por otro lado, si no es genético, ¿qué pasó? Como todos los seres vivientes de este planeta, nos ocurren situaciones para las que no estamos preparados y sin duda alguna nos provocan mucho estrés o diríamos sufrimiento que, aunque no lo creas, te hace daño en todos y cada uno de tus órganos, aunque si en ese momento me lo decían no lo entendía de cualquier manera. Mi vida estaba tan ensimismada entre tantos de estos problemas que cómo iba a imaginar que, además de estos problemas que tanto me abrumaban, también mi propio cuerpo iba a atentar contra mí trayéndome cualquier tipo de enfermedad. Eso ni podía imaginarlo. Mi madre, la persona que más me ha amado y he amado en la vida, estaba atravesando por una enfermedad degenerativa muy grave y no estaba bajo mi hacerla sentir mejor y mucho menos curarla. Esto, entre otras cosas, afectaba toda mi vida en todos los sentidos: mi matrimonio, mi trabajo y hasta a mis hijos, que indirectamente sufrían conmigo, uniéndose todo como una bomba de tiempo lista para explotar dentro de mí en cualquier momento.

A veces creemos que somos superpoderosas, que nada nos detendrá, nos creemos supermujeres, supermamás o superesposas, que tenemos el control de todo y que todo lo solucionaremos por nosotras mismas sin ayuda de nadie, pero créanme que es un completo error y no nos damos cuenta hasta que estamos desechas. Absolutamente todo puede esperar, las cosas no tienen que ser perfectas. Les recomiendo buscar un equilibrio entre el rol de madre/esposa y mujer, cultivar las relaciones de pareja y personales, y no sacrificar sus propias metas profesionales y personales, y sobre todo no sacrificar nuestra salud porque, una vez la perdemos, de nada valió todo el sacrificio hecho anteriormente si no podemos disfrutarlo como deberíamos después. Es necesario entender que pedir ayuda no es un signo de debilidad, sino de inteligencia. Se puede delegar tareas a la pareja o a otros miembros de la familia. Podemos expresar nuestras necesidades de forma clara y comunicar nuestros propios sentimientos y limitaciones es fundamental para nuestro bienestar físico y emocional. Es importante reservar un tiempo para uno mismo, para disfrutar de actividades personales o simplemente para descansar y recargar energías. Mantener pasatiempos e intereses propios fuera del ámbito familiar y profesional ayuda a mantener la identidad individual y la felicidad.

Capítulo 2

Luna De Miel

A diferencia de la diabetis tipo 2, que muchas de las personas están sobrepeso, su cuerpo sí es capaz de producir la insulina; lo que esta no es distribuida adecuadamente. La diabetis tipo 1, mi páncreas no produce la insulina que mi cuerpo necesita y es por eso por lo que necesita ser suministrada subcutáneamente. Mi sistema inmunológico por alguna razón ataca las células del páncreas y no las deja producir insulina y es por eso por lo que nos convertimos en insulina dependientes. La diabetis tipo 2, según algunos artículos con los cuales no estoy de acuerdo, es supuestamente reversible siguiendo un adecuado régimen de ejercicio y alimentación, pero particularmente no lo creo así porque una vez que decidas parar de hacer ejercicios o comer lo que no debas en exceso vuelves atrás; eso no quiere decir que estés curada entonces particularmente no creo que tenga cura como afirman muchos artículos y programas que te venden una supuesta cura milagrosa la cual no existe, así que para qué dejarnos engañar.

Todo este desbalance químico que ocurría en mi organismo hizo que perdiera peso o masa muscular porque yo realmente no tengo grasa en mi cuerpo, así que de esta forma mis músculos son los que se ven afectados. A esto se le llama cetoacidosis, que sucede cuando los niveles de azúcar están elevados por cierto tiempo de forma continuada y el organismo utiliza tus grasas para producir energía; este proceso produce ácido en tu sangre llamado cetonas que puede ser muy peligroso y hasta te puede costar la vida, siendo necesaria atención médica de inmediato. Se pueden imaginar cuán estresante y frustrante para mí porque por primera vez sentía que no tenía el control sobre mi cuerpo. Por otro lado, tuve mucha suerte de encontrarme con doctores que fueron muy pacientes conmigo, ayudándome a responder tantas preguntas a las que no encontraba sentido ni respuesta. Una gran ayuda para comprender lo que me sucedía fue el internet, donde no siempre encuentras las respuestas correctas, pero es una gran fuente de información siempre disponible a todos con un solo clic. Es por eso por lo que decidí escribir mi historia, para que sirva a alguien más esclarecer sus ideas y que sientan que no son los únicos, que hay millones de personas que tienen la misma condición, pero con la aptitud adecuada, la ayuda de profesionales y el apoyo de tu familia van a ser capaces de como yo sentirte agradecido de vivir con diabetis tipo 1 porque, a diferencia de otras enfermedades, esta no te arrebata la vida de un tirón, sino que te da la oportunidad de que en gran medida dependa de ti.

Por dos años estuve usando vitaminas que me ayudaban a disminuir la inflamación de mi páncreas y de esa forma podía producir un poco de la insulina que necesitaba para mi cuerpo. Después de dos años mi luna de miel con la diabetis, como así lo llamó la doctora, había terminado. Ahora sí que iba a las malas; ya estas vitaminas, que definitivamente me ayudaron por un tiempo, no querían funcionar más. Nunca vas a estar mejor cada día, producto del envejecimiento de tu cuerpo, tu páncreas va a querer trabajar menos por decirlo de una forma sencilla y que lo puedas entender mejor, y por eso tendrás que usar mayores cantidades de insulina según pasa el tiempo. Además, al comenzar a suministrar la insulina de forma subcutánea tu cuerpo reacciona de la siguiente manera: si me están dando lo que necesito no lo voy a producir más, y es así como la poca producción que tenías, por decirlo de alguna manera, para de ser proveída por tu páncreas y de esta forma quedas a la merced de tus propias decisiones de suministro de esta valiosa medicina; y digo valiosa porque sin ella no podríamos vivir. Ahora comienza la etapa de comprender cómo es que contamos todos y cada uno de los carbohidratos que comemos para tratar de suministrarnos la dosis correcta de insulina. Digo la correcta, aunque NUNCA es igual. Cada día tu cuerpo tiene necesidades diferentes, pero vas a tener que aprender a conocerte. Cada día es una lucha constante para tratar de adivinar la mejor decisión para cada día. Sin embargo, esto realmente no me importa, yo voy a continuar luchando por estar y sentirme mejor.

Han sido tiempos difíciles, una lucha constante un día a la vez. Cada día ha sido diferente. Lo que hoy te funciona puede no funcionarte mañana, incluso haciendo lo mismo. Lamentablemente aprendes con los golpes del día a día viviendo con la enfermedad, pero si yo puedo ayudarte con mis consejos en este proceso, eso me va a hacer sentir mejor. Si les digo que es fácil les estaría mintiendo, pero sí les puedo decir que el 50% va de tu parte y el otro 50% son muchas otras cosas que les explicaré en breve. Depende mucho de ti querer verte y sentirte mejor.

Tres factores que garantizan el éxito de una vida saludable con diabetis tipo 1 son:

1. Tu salud mental.
2. Tu alimentación.
3. Tu actividad física.

El balance de estos tres importantes aspectos es determinante para que tu calidad de vida sea óptima. A continuación, te ayudaré con valiosas ideas que, a través del tiempo viviendo con la enfermedad, he aprendido y me han sido útiles para mejorar mi calidad de vida y balancear mis niveles de azúcar en sangre.

Capítulo 3

Tu Salud Mental

Podrán ver que mi factor número 1 es la salud mental. Esta, en mi opinión, es la más importante porque pudieras alimentarte bien y hacer actividad física, pero si tu mente y alma no están tranquilas y en paz nada va a funcionar correctamente. Ustedes se preguntarán, pero ¿cómo logro ese equilibrio con tantos desafíos y retos que la vida te pone cada día en tu camino? Mi respuesta es teniendo una actitud positiva no importa cuán estresante haya sido tu día, busca el momento en que puedas hacer una pausa en medio del caos y acercarte a Dios y pedirle que te dé la serenidad que necesitas para continuar tu día, que te ayude a vencer tus miedos e inseguridades, que te quite el estrés que no te deja sentir bien. Háblale, él siempre te escucha, aunque no lo creas, aunque no lo veas. Él está ahí mirándote a través de los ojos quizás de un ave u otra persona. Siempre que le pidas del fondo de tu corazón siempre va a escucharte.

Aceptar que tienes una condición médica con la que vas a vivir por el resto de tu vida es muy importante. No culpes a nadie, no permitas que te vean con pena, y no esperes que alguien venga a hacer por ti lo que solo tú tienes el poder de hacer. Nadie te debe nada ni le debes nada a nadie. Sí vas a tener limitaciones, pero en tu mente. Cuando cambies tu mente y le ordenes a ella que tú sí puedes y que nada ni nadie te va a detener, vas a comenzar a ver cómo definitivamente sí vas a lograr tus metas. Fácil no lo es, ¿quién dijo que la vida es fácil?, pero tienes que aprender a ser fuerte porque esta es tu única opción. Todas las personas a diario se enfrentan con numerosas dificultades y retos; no eres la única persona que se enfrenta a situaciones extremas en las que sin esperarlo o, aún peor, sin haber hecho nada para merecerlo, les ocurren cosas terribles.

No te des por vencido. Nunca aceptes el papel de la derrota. Aprende a superar tu fragilidad. Sé fuerte y nunca aceptes el diálogo de la víctima porque no lo eres. Siempre piensa que pudo ser peor y que estás aquí contando tu historia. Sé que habrá días difíciles, pero no olvides que no te puedes rendir. Si hoy tu día no fue el mejor, no importa; piensa que mañana va a ser diferente, pero síguelo intentando. Ama la vida y ámate a ti mismo sobre todas las cosas, no somos perfectos y ciertamente cometemos muchos errores, pero créate metas y cambia tu actitud y aptitud porque estas van a definir tu vida. No te rindas ante las dificultades porque esta es solo una de las tantas adversidades que la vida te tiene preparada. No claudiques, lucha intensamente y ponle toda tu pasión y esmero a lo que quieras lograr en la vida, recuerda que solo tienes una vida para intentarlo y, de mi parte, no van a decir que al menos no traté con todas las garras y energías que pude. Si así lo quieres, tómalo como una prueba de vida para que nunca olvides cuán vulnerables somos, que la vida te puede cambiar en un segundo, pero tienes que estar preparada para enfrentarla con dignidad, empuje y determinación.

Dignidad porque nunca puedes permitir que alguien te subestime porque algo no ande bien con tu salud. Muéstrales de qué estás hecho y no aceptes un "tú no puedes" como respuesta. Empuje porque tú eres la guía de tu vida y de tu destino y mientras más tú le eches ganas y no te dejes rendir más lejos vas a llegar en tu vida. Determinación porque cuando te trazas una meta y tienes un objetivo firme y un propósito por el que vivir vas a ser absolutamente imparable, nada te va a detener, aunque sea lo último que hagas en la vida.

Hazle honor a tu vida. Haz que haya valido la pena vivirla. Que no te recuerden por los fracasos que hayas tenido sino por tu perseverancia infinita de intentarlo incesantemente, de nunca rendirte hasta lograr tu propósito. En este caso específico es lograr tener calidad de vida. Que tus malas acciones o determinaciones relacionadas con tu salud no te lleven a tener complicaciones más graves después en tu salud como sabes que las tiene la diabetes.

Tu familia juega un papel muy importante en tu equilibrio emocional. Yo tuve la suerte de crecer en una familia grande donde no teníamos mucho económicamente, pero siempre tuve el amor de mis padres y mis hermanos. Desafortunadamente, nada es eterno, tus padres envejecen y se van, y las demás personas que pensaste que siempre iban a estar ahí no están, pero la vida y Dios te premian con personas que nunca imaginaste estarían a tu lado apoyándote en cada triunfo y cada fracaso. Soy bendecida de tener dos príncipes que son el motor de mi vida y un matrimonio que, aunque no es perfecto como ninguno lo es, ha sido una bendición en mi vida; hemos crecido juntos y superado muchas dificultades, así como también compartido muchos momentos inolvidables.

Tengo muchos amigos los cuales considero la familia que no está y así he logrado el equilibrio emocional con los que considero son mi verdadera familia. Ciertamente vas a perder a personas que son importantes para ti como también entrarán muchas otras a tu vida, pero simplemente dales la bienvenida a los que llegan, las gracias a los que están, y a los que se van solamente bendícelos, pero no dejes que las decisiones de otras personas te afecten la vida; las personas, al igual que muchas otras cosas, van y vienen. No siempre que creas que estás haciendo las cosas correctas lo van a estar para todos. Siempre haz lo que creas está bien y no te preocupes por lo que dirán; no siempre vas a quedar bien con todos.

En el trabajo siempre haz lo que te apasione hacer. Recuerda que tienes que ir a trabajar cada día. Imagínate hacer siempre algo que te incomode. Si no estás feliz cámbialo. Una vez que te sientas feliz haciendo cada día lo que te gusta hacer, tu cuerpo y tus niveles de azúcar te lo van a agradecer. Sentirás el cambio inmediatamente. Sé que pudiera ser difícil como lo fue para mí finalmente hacer lo que me gusta en el lugar indicado, pero no pares de intentar cada día poder colocarte en ese lugar deseado.

En este momento de vulnerabilidad, es importante reconocer el impacto emocional que vivir con diabetes tipo 1 puede tener. Está bien sentirse así, cuestionar y preguntarse por qué, porque es parte del camino. A través de todo esto, recuerda: no estás solo(a) y tienes la fuerza para continuar.

Yo No Me Se Rendir

Páncreas querido, ¿qué has hecho?
¿De mí te has olvidado?
Con lo bien que te he tratado,
Para que me hicieras esto.
De momento decidiste
dejar de hacer tu trabajo,
y yo sin hallar atajo,
A la tarea me di de sustituirte a ti
ayi desde lo mas bajo.
Hay mi niño que no hiciera
por hacerte funcionar,
Acurrucarte quisiersa
como a un pequeño bebe
y poner toda mi fe
que pronto estaras de Vuelta.
Debería estar molesta
porque sí que me fallaste,
pero también me enseñaste
a vivir el día a día
y a comprender que la vida
a veces te trae sorpresas,
pero tienes que asumirlo
con la mejor entereza.
Y aquí sigo yo sin ti,
con mi cuerpo agujereado,
añorando ese pasado
Que espero pronto regrese.

Capítulo 4

Tu Alimentación

Siempre he escuchado decir que somos lo que comemos y hay mucho de razón en esto. Esta enfermedad requiere de mucha disciplina alimenticia. El poder de tu mente juega un papel fundamental en ti. Lo primero que tienes que cambiar, ya sea para bajar de peso o para el cuidado de tu diabetes, es tu mente. Domínala, no dejes que ella lo haga contigo. Tú tienes el poder de elegir qué es lo mejor para ti. Hoy en día existen muchas tentaciones a las que tienes que aprender a decir no. Los supermercados están cargados de alimentos altamente procesados que son un veneno no solamente para ti viviendo con la enfermedad, pero para todos y cada uno de los seres humanos. Crea hábitos que te ayuden a controlar tus niveles de azúcar.

Afortunadamente contamos con muchos alimentos. Toma el control de tu salud y bienestar. Las frutas y vegetales, granos integrales como el trigo, arroz integral, quinua y avena. También las proteínas como las carnes magras, pollo, pavo, pescado, huevos, nueces, frijoles y lentejas. Además, los productos descremados o bajos en grasas como la leche, el yogur y el queso consumidos adecuadamente y en las porciones correctas son muy saludables para tu alimentación. Las bebidas alcohólicas no son muy recomendables si vives con diabetes. Yo en particular recomiendo un buen vino para acompañar las comidas o las celebraciones. Este ni sube ni baja tus niveles de azúcar y, a diferencia de otras bebidas como el tequila, quizás cuando estás comiendo y lo acompañas con algunos traguitos hasta te ayude a bajar un poco tus niveles, pero después vas a tener al siguiente día el efecto rebote y en la mayoría de los días vas a levantarte en ayuna con esta alta producto de la ingesta el día anterior del tequila. Por el contrario, el vino no te va a hacer sentir mal al siguiente día. Así que yo personalmente lo recomiendo, obviamente con moderación.

Vamos A Comenzar Con El Desayuno

Una excelente opción es el yogur descremado y bajo en azúcar, porque no todos son los adecuados, tienes que mirar las etiquetas. Yo en particular consumo un yogur griego con 2 gramos de azúcar por cada 6 onzas de porción con frutos secos como semillas de granola, calabaza, almendras, quinua, amaranto, entre otras. No tienes que consumirlas todas 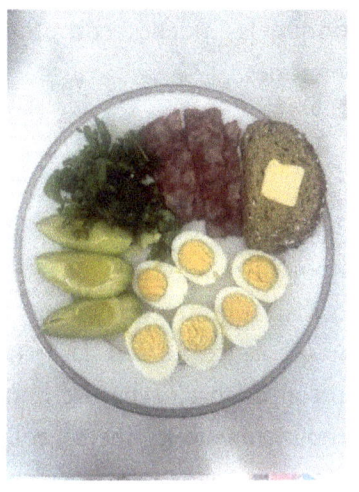 de una vez; puedes irlas intercalando diferentes cada día y así no las aburres. Pudieras también desayunar pan de trigo integral o de semillas con salmón y queso curado, además de chocolate negro.

Las tostadas de pan de centeno con aguacate y salmón son deliciosas. Puedes agregar crema de cacahuates según tu gusto. Huevos revueltos con pan integral. Pudín con semillas de chía. Avena con canela, además de granola sin azúcar con leche de almendras, entre muchas otras más opciones.

Como todo diabético, debes comer cada tres horas y una merienda ideal es una fruta pequeña como la mandarina, ciruela, melones en pequeñas porciones, fresas, manzanas, banana y uvas, arándanos y moras siempre que regules las porciones de estas porque consumirlas en exceso también puede elevar tus niveles de glucosa en sangre. No solamente son deliciosas, pero también una gran fuente de vitamina C necesaria para el organismo, acompañada de alguna fruta seca. Algunas frutas con un alto índice glucémico son la piña, el mango y las pasas, aunque las puedes consumir regulando adecuadamente las porciones.

El Almuerzo

Las verduras son de gran importancia en tu dieta. Los vegetales que puedes agregar a tu dieta balanceada son la lechuga, brócoli, calabacín, chayote, hongos, cebolla, tomate, espinacas, coliflor, berenjena, zanahoria, pimentón, coles y espárragos, entre otros.

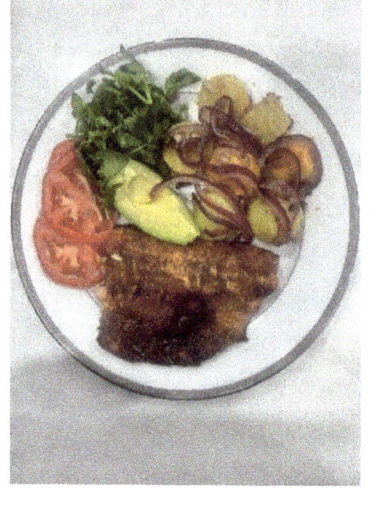

Como proteínas debes agregar el pollo o pavo sin piel, cortes de carne de res sin grasa, asados o chuletas si la carne roja todavía forma parte de tu dieta, pescado especialmente los ricos en ácidos grasos omega-3 como atún blanco, el salmón y además huevos enteros consumidos durante la semana, sin establecer un máximo por día, pero no deberían ser más de tres dependiendo tu peso o preferencia. Antiguamente existía la teoría de que no era saludable exceder más de 7 huevos a la semana porque supuestamente te subía el colesterol. Sin embargo, hoy en día nos recomiendan comerlo a diario porque argumentan que es una de las proteínas más completas que existen. Su uso va a depender de las preferencias individuales de cada cual.

En Tu Cena

1. **Controlar tu ingesta de carbohidratos.**
   - Los carbohidratos se descomponen en glucosa, lo cual incrementa los niveles de azúcar en sangre.
2. **Incrementa tu consumo de fibra.**
   - La fibra soluble es la más efectiva para controlar tu azúcar en sangre.
3. **Bebe mucha agua y permanece hidratado.**
   - Recuerda que el 70% de nuestro cuerpo es agua; consumir lo suficiente nos da un balance adecuado.
4. **Controla las porciones de comidas diarias.**
   - Mide y pesa tus porciones. Esto solo será mientras te acostumbras a las porciones adecuadas.
   - Usa platos pequeños.
   - Come despacio.
   - Mientras más control tengas sobre los tamaños de las porciones, mejor control tendrás sobre tus niveles de azúcar en sangre.
5. **Elige los alimentos adecuados con un índice glucémico bajo.**
6. **Controla tus niveles de estrés.**

7. **Monitorea tus niveles de azúcar en sangre.**
   - Verificar tu azúcar con la tecnología adecuada disponible hoy en día te hará reducir los picos y descensos de azúcar en sangre; recuerda que lo que se mide se controla.

8. **Ingiere alimentos ricos en cromo y magnesio.**
   - Estos son importantes micronutrientes que ayudan a controlar tus niveles de azúcar en sangre.

9. **Agrega vinagre de manzana a tu dieta utilizándolo como aderezo en tus ensaladas.**
   - Las propiedades del vinagre de manzana ayudan a mantener tus niveles de azúcar en sangre bajos.

10. **Duerme bien el tiempo suficiente.**
    - Un sueño de calidad (mínimo 8 horas) te mantiene controlado, mientras que si duermes mal puedes interrumpir importantes hormonas metabólicas que elevan tus niveles de azúcar en sangre, sobre todo el cortisol que, elevado debido a tu mala calidad del sueño, va a causar que al día siguiente tus niveles no solamente sean altos, pero también descontrolados durante todo el día.

Los alimentos que definitivamente tienes que eliminar de tu dieta son los azucarados como dulces, galletas, pasteles, helados, cereales endulzados y frutas enlatadas con azúcar agregada. Además, elimina las bebidas con azúcares añadidas como jugos, refrescos regulares y bebidas deportivas o energéticas regulares.

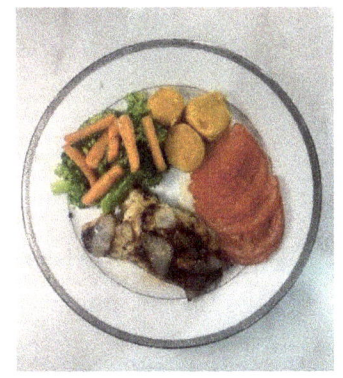

Capítulo 5

Actividad Fisica

Actividad física. Mantener un peso saludable te ayudará a controlar tu diabetes. Hacer ejercicio regularmente.

El ejercicio incrementa la sensibilidad a la insulina y le ayuda a tus músculos a obtener los azúcares de la sangre. Bebe mucha agua y permanece hidratado, especialmente cuando estás realizando actividad física. Recuerda que el 70% de nuestro cuerpo es agua; consumir lo suficiente nos da un balance adecuado. El ejercicio y métodos de relajación como el yoga te ayudarán a mantenerte relajado.

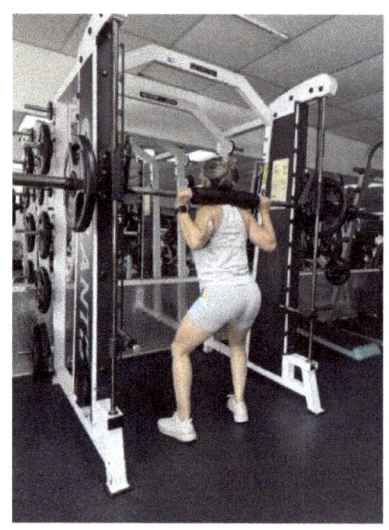

Monitorea tus niveles de azúcar en sangre mientras te ejercitas porque un descenso te puede provocar hipoglicemia y se siente bien feo, así que trata de evitarla. Cuando te ejercites, siempre lleva contigo alguna fruta pequeña, o un caramelo o bebida endulzada para que rápidamente te recuperes una vez comiences a sentir que te está bajando la azúcar. Recuerda que es muy peligroso, además de hacerle daño a tu cuerpo, por no hablar de que pudieras perder la conciencia, convulsionar, etcétera. Pero no te preocupes mucho, no hay necesidad de llegar a ese extremo si tomas las medidas necesarias.

Verificar tu azúcar con la tecnología adecuada disponible hoy en día te hará reducir los picos y descensos de azúcar en sangre; recuerda que lo que se mide se controla. Afortunadamente, contamos con mucha tecnología disponible que nos facilita nuestras vidas.

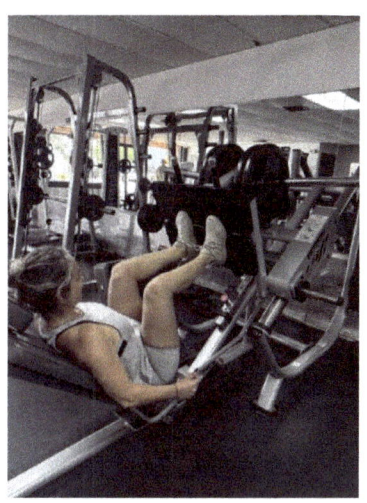

Mucho más importante que hacer ejercicios de cardio, necesitas trabajar en ejercicios de fuerza para ganar masa muscular; enfócate en ejercicios compuestos como sentadillas, peso muerto y press de banca, que trabajan múltiples grupos musculares a la vez. También puedes incluir ejercicios con peso corporal como flexiones y dominadas, y para obtener los mejores resultados, es crucial mantener una rutina de entrenamiento constante y progresiva, aumentando las repeticiones o el peso con el tiempo.

Ejercicios Compuestos (Con Peso Libre O Máquinas)

- Sentadillas: Trabajan los cuádriceps, glúteos e isquiotibiales.
- Peso muerto: Ejercita la espalda, cuádriceps e isquiotibiales.
- Press de banca: Se enfoca en el pecho y los tríceps.
- Dominadas (Pull-ups): Trabajan los dorsales, deltoides y trapecio.

- Remo con mancuerna: Fortalece los dorsales y los músculos del brazo.

Ejercicios Con Peso Corporal

- Flexiones (lagartijas): Trabajan hombros, tríceps y pecho.
- Fondos en paralelas: Ejercita pecho, hombros y tríceps.
- Sentadillas con salto: Un ejercicio más dinámico para cuádriceps y glúteos.
- Planchas: Mejoran la fuerza del abdomen y la estabilidad.
- Burpees: Un ejercicio de cuerpo completo que combina fuerza y cardio.

Consejos Para Optimizar El Crecimiento Muscular

- Sobrecarga progresiva: Aumenta gradualmente las repeticiones, series o el peso que levantas para seguir estimulando el crecimiento muscular.
- Frecuencia de entrenamiento: Entrena cada grupo muscular principal aproximadamente dos veces por semana para fomentar un mayor desarrollo.
- Los ejercicios de cardio son muy beneficiosos, pero yo particularmente no los recomiendo debido a que bajan muy rápido los niveles de azúcar en sangre. Todos estos ejercicios de fuerza ya a su vez tienen incluida actividad cardiovascular, así que no necesitamos más, solo la justa medida.

Actividad física. Mantener un peso saludable te ayudará a controlar tu diabetes. Yo me considero un ejemplo viviente que, si se puede esforzándote, luchando día a día con la enfermedad, sí puedes tener una vida plena y saludable como cualquier otra persona. Sí vas a tener algunas limitaciones, pero esto a su vez te ayudará a tener autocontrol y le vas a mostrar al mundo que eres capaz de todo lo que te propongas porque nadie más que tú tiene el poder de hacerlo.

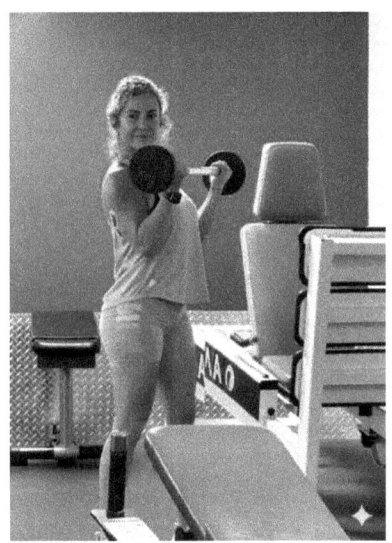

A continuación quiero mostrarles unas gráficas recientes que muestran como evoluciona mi día a día primero en un período de siete dias y el segundo en un período de un mes para que comprendan que si se puede vivir una vida plena a pesar de las dificultades siempre y cuando hagan lo indicado. Recuerden:

1. Cuida de tu bienestar emocional.

2. Mantén una alimentación balanceada.

3. Hacer ejercicios físicos regularmente.

Esta es la razón por la que afirmo que soy afortunada de vivir con diabetes porque tengo la posibilidad de en cierta forma tener el control de mi vida. Nunca debemos olvidar la importancia de seguir las indicaciones de un profesional de la salud y utilizar los medicamentos indicados por este. Además, debes recordar que cada persona es diferente asi que es muy importante que escuches tu cuerpo porque lo que funciona para otros puede no funcionar para ti de la misma manera.

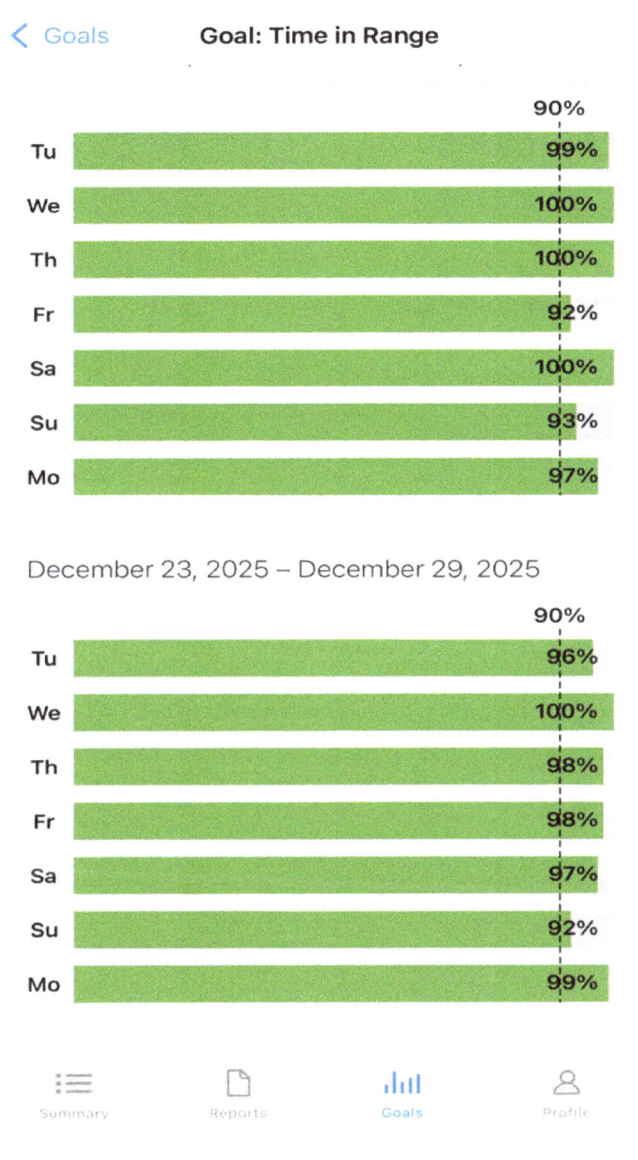

Caridad Cachupin

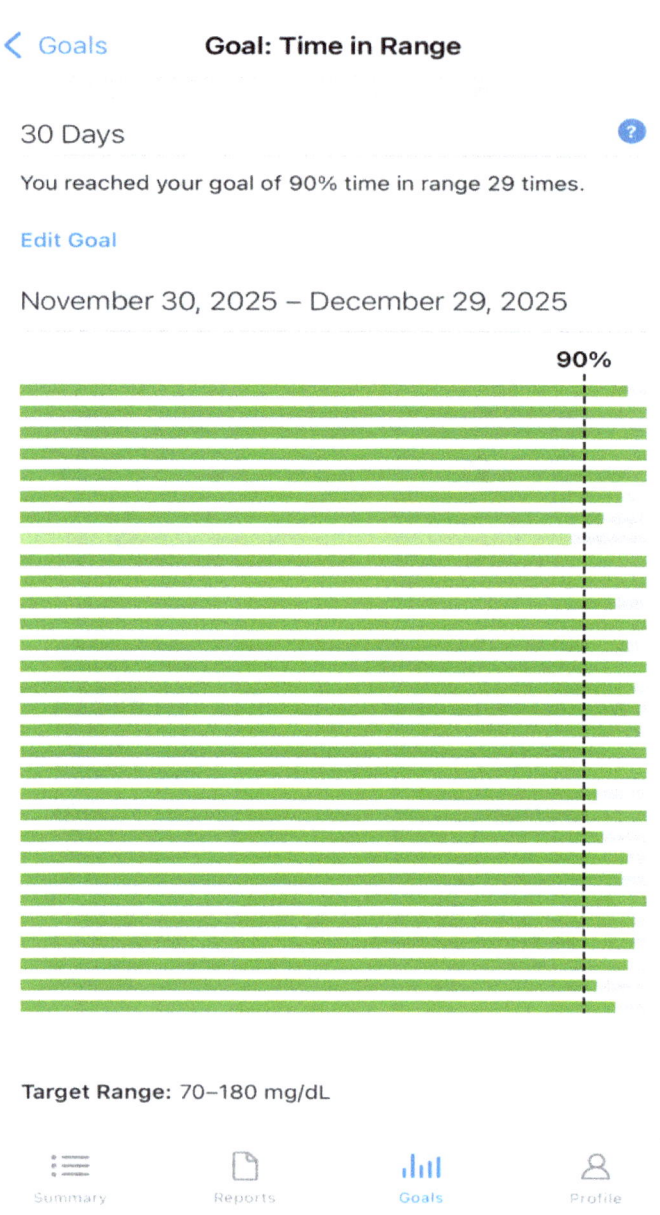

Reflexión

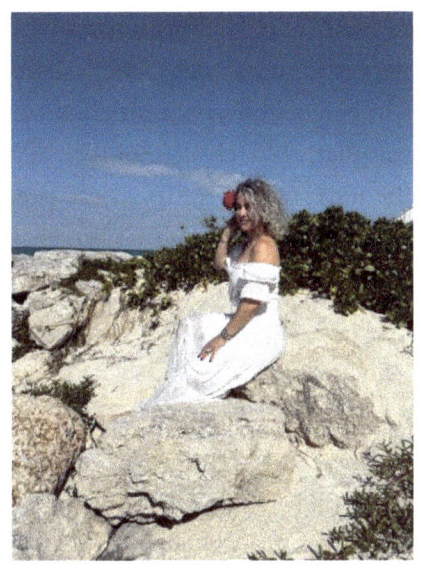

No quisiera terminar sin antes reflexionar acerca del papel tan importante que juegan todas las personas que de una forma u otra estan a nuestro alrededor. La diabetis si es una enfermedad manejable, si se puede vivir con ella de hecho nunca te abandona ni cuando duermes, ni cuando estas exhausto, ni en las fiestas or si estas enfermo. Incluso cuando crees que lo estas hacienda todo bien no siempre es asi. Las personas no ven tu desgaste mental, tu insertidumbre constante por siempre tener que estar alerta calculando y recalculando. Que sea una enfermedad manejable no quiere decir que sea fácil de vivir con ella. Rodiarte de personas con gran empatia ya sea en el trabajo, tu hogar, o esos compañeros que elegimos para caminar nuestra vida llamados amigos que no pueden serlo muchos pero sabrás que los que eligen quedarse van a ser los indicados para caminar a tu lado por esta bello, turbulento y precioso camino al que llamamos vida.Si tienes la dicha de tener a esas valiosas personas en tu vida cuidalas como ellos hacen contigo. Necesitamos empatia no para ser subestimados sino para los demás comprendan el valor que se necesita para mantenerte de pie a pesar de las dificultades.

El dia llegara sin lugar a dudas. Recordar esto como cosa del passado sera muy reconfortante pero mientras esto suceda se deberia tratar esta enfermedad como lo que es no como un negocio. Los elevados presios de todos los medicamentos necesarios para poder tener calidad de vida viviendo con diabetis son inaccesibles para muchos y esto definitivamente tiene que cambiar. No es un lujo es una necesidad. Garantizar este bienestar es algo que nos debe preocupar a todos porque al igual que a mi y a muchos mas nos agarro de sorpresa asi que pudiera pasarnos a cualquiera.

Hoy quiero dar gracias a Dios por lo que soy, por lo que no soy, por lo que tengo y por lo que no tengo. Por haber nacido donde he nacido, por tener la familia que tengo. ...por sentir, por recordar, por no olvidar, por lo que me río, por lo que lloro. POR ESTAR VIVA.

¡Ama la vida! Revoluciónate ante las dificultades. Resurge una vez más y recuerda que al que Dios bendice no pierde ni aunque le hagan trampa.

www.ingramcontent.com/pod-product-compliance
Lightning Source LLC
Chambersburg PA
CBHW060644030426
42337CB00018B/3433